AF501100

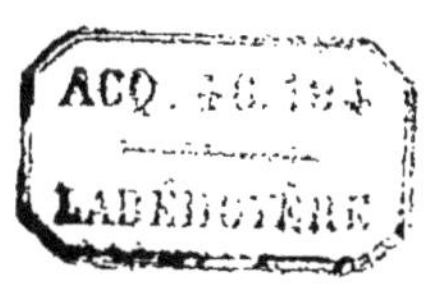

ESSAI SUR L'UTILITÉ DE L'ANATOMIE.

ESSAI SUR L'UTILITÉ DE L'ANATOMIE,

PAR J. B. VIGNÉ,

DOCTEUR EN MÉDECINE,

De l'Académie des Sciences, Belles-Lettres et Arts de Rouen, et de la Société de Médecine clinique de Paris.

A ROUEN,

De l'Imprimerie des ARTS, rue Beauvoisine, n° 88.

1803. — FRIMAIRE AN XII.

A L'ACADÉMIE

DES SCIENCES, BELLES-LETTRES ET ARTS

DE ROUEN,

Comme un témoignage de respect et de reconnaissance,

J. B. Vigné.

ESSAI

SUR L'UTILITÉ

DE L'ANATOMIE. (1)

L'ANATOMIE, cette science non moins utile au Médecin, que ne l'est la boussole au

(1) Les Discours que j'ai prononcé sur l'Anatomie, à l'Hospice général de Rouen, en présence de l'Administration, dans les années 7 et 8, pourraient induire à croire que je n'ai commencé d'enseigner cette partie de l'art de guérir, qu'à la première de ces mêmes époques. Il est cependant vrai, qu'à la sollicitation des Élèves dudit Hospice, j'avais ouvert, dès l'an 5, un Cours d'ostéologie, et fait, en l'an 6, un Cours complet d'anatomie théorique et pratique.

Je ne crains pas de dire que je n'ai rien négligé, dans cet enseignement, pour donner une connaissance exacte du corps humain, et des maladies dont il peut être affecté.

Nautonnier qui parcourt l'immense étendue des mers, se montre déjà respectable par son ancienneté, par les noms illustres de ses premiers Sectateurs.

Il faut cependant avouer que ces mêmes hommes, parmi lesquels on ne cite qu'avec un sentiment de vénération Hippocrate, Arétée, Celse, Rufus d'Ephèse, Cælius Aurelianus, Galien, n'avaient point de leur structure une connaissance très-positive; mais si l'on considère à quel prix ils l'ont acquise, pourra-t-on ne pas les estimer, autant que les plus célèbres Anatomistes de nos jours, heureux de n'être point interrompus, au milieu de leurs travaux, par des préjugés nuisibles à l'intérêt général?

Que de louanges sont dues à l'Empereur Frédéric II, pour s'être montré le Protecteur d'une science, sans laquelle il est fort difficile de combattre avec succès les maux nombreux qui assiègent l'humanité!

C'est sous le règne de cet infortuné Monarque, dont la plupart des actions portent l'empreinte de la sagesse et de l'équité, que l'Anatomie put enfin être cultivée avec honneur et sécurité.

Mais qui ne sait que le bien s'opère difficilement, et que l'on a toujours de la peine à secouer le joug des anciennes habitudes ?

Pour donner à l'Anatomie l'éclat dont elle était susceptible, il fallait des hommes qui réunissent au courage, à l'adresse, une patience à toute épreuve, un génie supérieur, et c'est ce dont on voit un exemple dans Bérenger de Carpi, c'est ce que l'on admire dans Vésale, qui, à la fleur de son âge, avait déjà rendu son nom digne de passer à la postérité la plus reculée.

Sujet à l'erreur, par cette triste fatalité commune à tous les mortels (1), Vésale trouva dans Fallope un juste censeur, doué de cette aménité qui pare les talents, si rare,

(1) Sénac termine la Préface de son *Traité de la structure du cœur*, etc., par ces paroles remarquables : « Nous devons, dans toutes nos recherches, un tribut à l'erreur ; peut-être l'aurai-je payé pour ceux qui viendront après moi ».

et cependant si nécessaire dans les discussions où s'agite la cause imposante de la société.

Que ne rencontrai-je cette même complaisance, cette même facilité de caractère dans Riolan, très-estimable d'ailleurs par ses connaissances anatomiques, mais plus surprenant encore par son refus d'admettre la théorie nouvelle et intéressante de Guillaume Harvey, sur la circulation du sang, découverte à laquelle il est permis de croire, que son auteur ait été conduit par les premières idées, quoiqu'obscures, qu'en avait donné André Césalpin!

Cruelle jalousie! tu ne cesseras donc jamais d'exercer sur les hommes ton funeste empire! Le croirait-on? au lieu de ces trophées, de ces arcs de triomphe, de ces palmes victorieuses que doit attendre celui qui, consacrant à l'humanité son travail opiniâtre, parvient à des résultats dont l'utilité rejaillit sur tous ses semblables; au lieu de cet hommage que l'on ne pourrait même refuser, sans injustice, à des efforts impuissants, le croirait-on? Harvey ne reçut d'abord que mépris et qu'injures, dont il s'est vengé, comme il convenait de le faire, en établissant, sur l'expérience, et l'observation la plus scrupuleuse, un phénomène à l'explication duquel son nom demeure éternellement attaché.

On peut dire de ce médecin célèbre, qu'il honora l'un des siècles les plus glorieux pour les lettres, les sciences et les arts, et qu'il mérita de se voir suivi de près dans la carrière qu'il avait ouverte, par Swammerdam et Ruysch, dont les travaux attestent une ardeur invincible, une extrême dextérité, dont les écrits sont des monuments de la plus riche érudition.

Aux recherches de ce dernier', se lient naturellement celles de l'un de ses plus savants contemporains. Les discussions que l'on a vu s'élever entre Ruysch et Malpighi, sur la structure intime des viscères, le zèle infatigable qu'ils ont apporté l'un et l'autre à la défense de leur opinion, la finesse et la multiplicité de leurs expériences, enfin le genre et l'étendue de leur savoir, rendent leurs noms à jamais inséparables.

Cependant ces illustres Anatomistes laissèrent à désirer une exposition complette et méthodique des parties qui composent le corps humain.

Elle fut publiée long-temps après eux par le vénérable Winslow, dont l'ouvrage et les vertus sont au-dessus de mes faibles éloges.

Ombres des Albinus, Boërhaave, Morgagni, Haller, Hérissant, Ferrein, Hunault, Bordeu, Sénac, Bertin, Vicq-d'Azir, Spallanzani ; ombre de Bichat, qu'appellent envain des parents inconsolables, des amis compagnons de tes veilles, une science dont tu fais l'ornement (1) ; ombres chéries de

---

(1) Je saisis l'occasion de rappeler l'éloge de ce médecin, doué des talents les plus rares et les plus précoces, qui fut et sera toujours l'admiration des savants et des hommes de génie.

Cet éloge prononcé le 14 Germinal an XI, par M. P. Sue, professeur et bibliothécaire de l'école de médecine de Paris, pour l'ouverture de son Cours de bibliographie médicale, est un tableau fidèle de l'esprit de justice et de bonté, qui fait estimer et chérir son auteur de toutes les personnes qui le connaissent.

l'humanité, recevez le laurier qu'elle vous décerne, comme une récompense digne de vos nobles travaux !

Je touche au témoignage qu'il est agréable de rendre des traités dont MM. Sabatier, Mascagni, Chaussier et autres Auteurs modernes ont enrichi la science de l'Anatomie.

En vain, par égards pour le talent toujours modeste, voudrais-je me contenter d'honorer en silence l'un de nos concitoyens, entre les mains duquel l'art des Desnoues est parvenu au plus haut dégré ; la vérité impatiente de trahir mon secret, a déjà prononcé le nom de M. Laumonier. Il serait injuste de lui contester la supériorité sur les Artistes qui, jusqu'à ce jour, ont parcouru la même carrière.

Exactitude dans les rapports, précision dans les formes, ressemblance parfaite dans le coloris, ce n'est plus le chef-d'œuvre de l'industrie, c'est la nature que l'on croit admirer.

Je tais à regret la série nombreuse des

hommes laborieux qui, marchant sur les traces des Pères de la médecine, défrichèrent aussi le champ pénible de l'Anatomie, et dont les découvertes composent en grande partie le systême artistement combiné de nos connaissances actuelles.

En jettant nos regards sur ces restes glacés, qui semblent n'avoir cessé d'être que pour prolonger notre existence, de quelle surprise ne serons-nous pas frappés, à la vue des ressorts merveilleux qui les constituent ?

Le cœur nous offrira l'image d'une double pompe, dans laquelle la nature a réuni l'élégance et la force.

Nous verrons dans les organes sécréteurs une différence admirable de mode et de texture, relative aux fonctions qu'ils exercent;

Dans ces petites masses arrondies, dont la couleur et la densité diffèrent avec l'âge, un ordre de vaisseaux transparents dont les plis et les replis ne sont peut-être pas inutiles à l'élaboration de la lymphe ;

Dans les agents non moins incompréhensibles du mouvement, des fibres dont la ténuité contraste avec l'énergie qui leur est particulière ;

En un mot, que d'objets dans le plus beau, le plus imposant, le plus majestueux de tous les édifices, se disputent, avec un égal avantage, le prix de la perfection !

Si nous passons de cet examen rapide à celui des désordres dont la machine animée devient fréquemment le siége, que d'importance n'attacherons-nous pas à l'Anatomie ?

Qui pourrait en effet méconnaître l'utilité réelle de cette science pour le diagnostic, et la curation des maladies ? Qui pourrait douter qu'elle n'ait la plus grande part à la gloire immortelle des Pitard, Hermondaville, Lemyre, Levavasseur, Paré, Pygray, Demarque, Guillemeau, d'Amboise, Habicot, etc. ;

Aux succès qu'ont obtenu les Scultet, Dionis, maître Jean, la Peyronie, Heister, Chéselden, Garengeot, la Faye, Bertrandi, Pouteau, Pott, Hévin, Sharp, Hunter, Dessault, Chopart, son intime ami ;

A ceux qui distinguent les Sabatier, Boyer, Bell, Scarpa, et tant d'autres praticiens, également accoutumés à vaincre toutes les difficultés de la médecine opératoire ?

Doutera-t-on qu'il faille être Anatomiste, pour triompher des accidents qui sont le sujet de deux observations extrêmement intéressantes du Journal de Dessault, dans lesquelles on voit les tristes effets du suïcide céder au génie de l'opérateur, et la mort, en quelque sorte, gémir de se voir arracher ses victimes ?

N'est-ce pas démontrer encore tout le pouvoir de l'Anatomie, que de rappeller, 1° la manœuvre bardie de White, pour soustraire au corps de l'humérus son extrémité supérieure qu'il estimait cariée ; 2° l'heureuse terminaison de cet accouchement contre nature, compliqué d'une double hernie ventrale, et dont il est fait mention dans le dernier tome des œuvres posthumes de Petit ; 3° l'opération que M. Duret, chirurgien très-habile, fit au bas de la région iliaque gauche d'un enfant nouveau-né, pour arrêter les conséquences malheureuses d'une imperforation qui menaçait d'entraîner la perte du sujet ; 4° enfin, ces expériences décisives, ces réflexions lumineuses, soumises à l'Académie de chirurgie, par des hommes recommandables, que leurs écrits me dispensent de louer ?

C'est aussi à l'Anatomie qu'appartient l'invention des cautères diversement figurés, selon la forme elle-même des conduits par lesquels on se propose de les introduire ; du stilet et des syphons, dont Anel se servit le premier, avec beaucoup de succès, contre l'obstruction des voies lacrymales ; des algalies recourbées, que Laforest employait habituellement pour sonder le canal nasal par son orifice inférieur ; des procédés de Wolhouse, de Petit, de Monro, de Jurine, pour l'opération de la fistule lacrymale ; des méthodes adoptées, pour celle de la cataracte, par Daviel, la Faye, Bérenger, Guérin, Wenzel, étonnant par sa dextérité ; des bistouris convexes pour l'excision du globe de l'œil ; des pinces et du serre-nœud de Levret, pour l'extraction et la ligature des polypes ; des instruments destinés à l'enlèvement ou à la précipitation des corps étrangers retenus dans l'œsophage ; du troi-cart, à la perfection duquel on n'a pas employé moins d'un siècle ; de cette longue canule, légérement recourbée pour injecter par la trompe d'Eustachi, les fluides dont il convient de faire une application immédiate dans les inflammations, suppurations et caries internes de l'oreille, chapitre si savamment traité par Leschevin, et que l'Académie couronna en 1763 ; des sondes pour le cathétérisme, quelquefois si difficile à pratiquer ; des procédés de Chéselden, du frère Côme, de Lecat, pour la cystotomie ; en un mot, de ces moyens rigoureux qui, sagement et habilement employés, font bientôt succéder à l'horreur qu'ils inspirent, les plus douces affections de l'ame, à laquelle ils rendent un corps affranchi des entraves de la douleur (1).

---

(1) » Ce n'est pas seulement par la pensée que l'homme de l'art peut se rendre utile, il doit souvent au conseil ajouter l'action. Ce n'est pas toujours par la puissance de l'esprit qu'il saisira les vérités qu'il poursuit : ses mains aussi doivent souvent le servir dans ses recherches. . . . . Combien d'occasions, l'homme qui se dévoue à

Si l'on a prouvé le danger presqu'insé-

---

la pratique de notre art, ne rencontre-t-il pas dans sa carrière, où il doit savoir joindre une main exercée à un esprit éclairé ? Une affection extraordinaire, une maladie masquée sous de fausses apparences, a trompé ses efforts vigilants ; par quel moyen en découvrira-t-il le siége, en suivra-t-il les ravages, si sa main ignore l'usage du scalpel ? . . . . Ce doit donc être une partie essentielle de l'instruction en médecine, que de former pratiquement les élèves dans toutes les parties susceptibles de ce genre d'enseignement ; et tel est aussi l'objet de ces exercices nombreux et variés, institués pour la nouvelle organisation des écoles. Quelle source d'instruction en effet, et quel zèle, en même temps, dans ces ateliers divers, où les élèves distribués en différentes divisions, les uns, le scalpel à la main, scrutent, avec une infatigable curiosité, les parties les plus intimes, les replis les plus cachés de l'économie animale ; les autres, employant l'eau, le feu, les réactifs les plus variés, désunissent les corps jusques dans leurs derniers éléments, les recomposent d'une main puissante, et se forment au moins aux procédés de cette chymie usuelle, qui doit faire désormais une partie de l'éducation médicale ; ou ceux-ci, essayant sur les cadavres les divers instruments, simulant les diverses opérations, préludent à ces manœuvres hardies d'un art conservateur que l'effroi précède, que la dou-

parable de la ligature de l'épiploon (1) ; l'abus des sutures, jadis employées généralement pour la réunion des plaies simples (2) ; si l'on a proscrit ces moyens presque

---

leur accompagne, que suivent et couronnent tant de brillants succès ; ou ceux-là enfin, se forment à l'application des bandages, aux procédés des accouchements, et se familiarisent avec les recherches de la physiologie et l'appareil de la physique médicale ».

Ce fragment du Discours par lequel M. Thouret a ouvert la séance de l'école de médecine de Paris, du 21 Vendemiaire an 8, donne une idée complette de la nécessité d'être Anatomiste pour exercer avec assurance et distinction l'art de guérir, et présente, au milieu des charmes de l'éloquence, ce religieux intérêt que fit éclater le célèbre de la Martinière, pour une école dont il fut l'appui, comme M. Thouret lui-même en est depuis long-temps le zélé promoteur.

(1) Je me contenterai de citer, à cet égard, les Observations intéressantes présentées par Pipelet, à l'Académie de chirurg., *Mém. T.* 8.

(2) Pibrac peut se flatter d'avoir, en traitant cette matière, réuni l'élégance et la facilité du style, à la solidité des preuves. *Mém. de l'Acad de chirurg. T.* 9.

toujours funestes avec lesquels on osa tenter la cure radicale des hernies (1) ; si à la pelote contondante, à la tente importune et nuisible dont on obturait soigneusement l'ouverture d'un bubonocèle opéré ; si, dis-je, on a substitué le pansement le plus simple, aidé d'une situation convenable ; si l'on ne doute plus aujourd'hui de la possibilité des hernies ovalaires, ischiatiques, vaginales et périnéennes (2) ; si l'on regarde la

---

(1) Bordenave a démontré que, de tous les moyens proposés pour la cure radicale des hernies, le bandage est le seul que l'on puisse employer avec succès, et sans compromettre en aucune manière l'existence du sujet. *Mém. de l'Académ. de chirurg. T.* 15.

(2) Les hernies où les parties se déplacent par la partie supérieure et externe du trou ovalaire, à travers le trou ischiatique, par l'amincissement et peut-être par le déchirement des parois membraneuses du vagin, par l'écartement des fibres des muscles releveurs de l'anus, n'ont été décrites que dans le siècle qui vient de finir, et on a particuliérement l'obligation de leur connaissance à Garangeot qui, quoique maltraité par des médecins étrangers, avec qui il avait eu quelques discussions sur divers points de doctrine, serait recommandable à cet égard, quand il ne le

néphrotomie comme téméraire, comme impraticable, lorsque les reins, malgré la présence du corps étranger qui les irrite, n'ont rien perdu de leur intégrité (1); si la méthode effrayante de Jean des Romains a disparu pour jamais devant l'appareil latéral; si dans l'ischurie accompagnée d'un obstacle invincible à l'introduction de la sonde, on sçait infailliblement ouvrir une route au fluide dont l'écoulement prolonge au moins

---

serait pas par son zèle à recueillir les observations faites par les gens habiles avec lesquels il était lié. *Discours prononcé par M. Sabatier, à l'ouverture de la séance publique de l'École de médecine de Paris, du 24 Vendémiaire an 10.*

(1) On se gardera bien d'embrasser une opinion différente, pour peu que l'on considère, 1° la situation des organes sécréteurs de l'urine; 2° les exemples nombreux de calculs irréguliers qui se sont formés dans leur propre substance; 3° l'état inflammatoire entretenu par ces mêmes pierres, dont l'extraction serait assurément suivie de la perte du malade.

Je ne fais, en quelque sorte ici, que copier Hévin, que ses recherches sur la néphrotomie, seules, mettent au rang des plus fameux pathologistes de son siècle. *Mém. de l'Acad. de chirurg. T. 3.*

l'éxistence du malade ; enfin si la médecine opératoire se trouve portée, pour ainsi dire, à son plus haut période, niera-t-on que ce soit un bienfait de l'Anatomie ?

C'est encore de l'étude particulière de cette science qu'émanent ces liens secourables, imaginés pour le bonheur des humains, dont ils ménagent la sensibilité, tant de fois cruellement excitée par des moyens contraires au vœu de la nature ; ces liens qui tendent à comprimer, à réunir, etc., selon les circonstances qui déterminent leur emploi ; ces liens, objet continuel des méditations profondes des Petit, des Lecat, des Louis, des David, des Dessault, qui ne vécurent, que pour reculer les bornes de leur art (1).

Mais ce n'est pas seulement pour le trai-

---

(1) Cette partie essentielle de la chirurgie est redevable à M. Thillaye, professeur et conservateur des collections de l'école de médecine, d'un Traité qui renferme les préceptes les plus utiles.

Je m'empresse d'ajouter mes sentiments d'estime et de reconnaissance particulières, à ceux que lui ont voué les gens de bien qu'intéresse tout ce qui peut contribuer aux progrès de l'art de guérir.

tement des maladies externes qu'est indispensable la connaissance de l'Anatomie, et si des médecins auxquels elle n'était point assez familière, se sont permis de l'accuser de nullité, par rapport aux maladies internes, il était aussi facile de combattre leur erreur qu'il eût été consolant de ramener à l'une des sciences les plus utiles, des hommes obligés de veiller à la conservation de leurs semblables. Heureuse profession, quand elle est couronnée du succès, quand elle fait couler les larmes de la reconnaissance et de l'amitié!

Je n'ai pas sans raison comparé l'Anatomie à la Boussole, puisque, sans la première, il est impossible au médecin de ne pas s'égarer à chaque instant, comme au marin, sans le secours de la seconde, d'éviter les redoutables écueils de l'élément perfide auquel il se confie.

Observer avec soin la couleur, la position, la direction, la consistance, le volume, et la figure des viscères ; le domaine de ces organes promoteurs qui concourent à toutes les fonctions de l'économie animale; suivre la marche et les distributions des canaux qui répandent par-tout la chaleur et la vie ; du système absorbant qui joue dans la machine un des rôles les plus importants ; des nerfs, organes exclusifs de la sensibilité ; de cette enveloppe désignée sous les noms de corps cribreux, substance spongieuse, tissu cellulaire, tissu muqueux, tissu gélatineux, et qui établit les relations les plus intimes entre toutes les parties du corps ;

Epier ensuite toutes les opérations de la nature, les estimer par rapport au climat, à l'âge, au tempérament, et autres circonstances qui les modifient, c'est sans contredit se préparer le plaisir indicible d'exercer utilement un art qui, s'il a ses limites, comme tous les autres, comme eux est établi sur des règles certaines et immuables.

Oui, je le répéte, c'est à la connaissance de l'Anatomie que tiennent la théorie du pronostic, et l'application des moyens propres à conserver ou rendre la santé, que tient aussi par conséquent l'honneur de ne pas compromettre la médecine elle-même, à laquelle on n'impute que trop souvent les torts de celui qui l'exerce.

Comment, sans Anatomie, reconnaître les lésions, les engorgements, les déplacements des viscères ?

Combien de fois le même symptôme ne semblé-t-il pas annoncer l'affection d'un seul et même organe, lorsqu'il a pour cause, en effet, celle de parties très-disparates entre elles? Le vomissement, par exemple, suit également les désordres de la tête, l'irritation de l'œsophage, de l'estomac, du diaphragme, les maladies du foie, de la rate, du pancréas, des reins, des uretères, etc.

C'est alors que l'Anatomie vient dissiper les incertitudes, indiquer les secours nécessaires, et peut-être n'est-il pas un seul point de la médecine qu'elle ne fortifie et qu'elle n'éclaire.

Si la gloire s'attache aux noms des Antoine Petit, des Bouvard, des Lorry, des Tronchin, des Lieutaud, des Dehaen, des Tissot, c'est que l'Anatomie dirigeait leur pratique, et que bien instruits de la situation, de la forme, et des rapports de nos divers organes, ils n'en étaient que plus à portée d'en découvrir l'état morbifique, et d'y remédier efficacement.

L'Anatomie est donc la base de l'art de guérir :

Puissai-je, en essayant d'exposer ses avantages, avoir atteint le but que se propose tout ami de l'humanité !

www.ingramcontent.com/pod-product-compliance
Ingram Content Group UK Ltd.
Pitfield, Milton Keynes, MK11 3LW, UK
UKHW012305240726
13966UKWH00004B/1652

9 782011 342669